RECHERCHES

SUR LES

MOUVEMENTS DE LA SENSITIVE

(Mimosa pudica, Linn.)

PAR PAUL BERT

Docteur en médecine,
Professeur de zoologie à la Faculté des Sciences de Bordeaux,
Membre de la Société de Biologie, de la Société Philomatique de Paris et de la Société de Biologie,
Membre de la Société des Sciences physiques
et naturelles de Bordeaux, etc.

Extrait des Mémoires de la Société des Sciences physiques et naturelles de Bordeaux
(4e cahier 1866.)

PARIS

J. B. BAILLIÈRE ET FILS,
LIBRAIRES DE L'ACADÉMIE IMPÉRIALE DE MÉDECINE,
Rue Hautefeuille, 19

LONDRES   MADRID   NEW-YORK
H. BAILLIÈRE   C. BAILLY-BAILLIÈRE   BAILLIÈRE BROTHERS

1867

RECHERCHES

SUR LES

MOUVEMENTS DE LA SENSITIVE

(*Mimosa pudica*, Linn.)

PAR PAUL BERT

Docteur en médecine,
Professeur de Zoologie à la Faculté des Sciences de Bordeaux,
Membre correspondant de la Société Philomathique de Paris et de la Société de Biologie ;
Membre de la Société des Sciences physiques
et naturelles de Bordeaux, etc.

(Extrait des *Mémoires de la Société des Sciences physiques et naturelles de Bordeaux*,
3e cahier 1866.)

PARIS

J. B. BAILLIÈRE et FILS

LIBRAIRES DE L'ACADÉMIE IMPÉRIALE DE MÉDECINE
rue Hautefeuille, 19.

LONDRES	MADRID	NEW-YORK
Hipp. Baillière.	C. Bailly-Baillière.	Baillière Brothers.

LEIPZIG, E. Jung-Treuttel, 10; Querstrasse.

1867

RECHERCHES

SUR LES

MOUVEMENTS DE LA SENSITIVE

(*Mimosa pudica*, Linn.)

———

Les expériences dont les résultats sont exposés dans le présent Mémoire, ont été exécutées pendant l'automne dernier (1866) sur des Sensitives dont je dois la communication à l'obligeance du savant directeur du Jardin botanique de Bordeaux, M. Durieu de Maisonneuve; c'est un devoir et une grande satisfaction pour moi de lui exprimer ici, tout d'abord, ma vive gratitude.

Dans mes recherches, je me suis proposé, en premier lieu, d'examiner jusqu'à quel point peut être soutenue la comparaison si souvent établie, et si souvent à la légère, entre les phénomènes de sensibilité et de mouvement communs à tous les animaux, et ceux que présente la Sensitive; puis, si faire se pouvait, de déterminer les propriétés élémentaires auxquelles il convient de rapporter l'explication de faits qui intéressent au plus haut degré la physiologie générale. Si, dans la poursuite de ces délicats problèmes, poursuite que je me propose de continuer, je ne suis pas encore parvenu aux limites extrêmes que nous assignent actuellement nos moyens d'investigation, j'ai cependant constaté des faits qui m'ont paru mériter d'être, dès aujourd'hui, publiés; d'autant plus qu'à ces faits d'ordre explicatif j'ai pu en ajouter d'autres d'ordre purement descriptif, qui ne manquent point d'intérêt.

On voudra bien considérer, en lisant les pages qui suivent, que mon but, en les écrivant, n'a été nullement de faire une mono-

graphie des mouvements de la Sensitive. Je ne prétends pas
non plus appliquer aux autres végétaux excitables (*Dionœa mus-
cipula, Drosera, Oxalis sensiliva*, etc.) ce que je dis de la plante
qui fait le sujet de mes expériences : une pareille généralisation serait
tout à fait prématurée. Je me contente, pour le moment, d'exposer
les faits que j'ai observés, et d'en tirer les conséquences prochaines.

Ceci posé, j'entre en matière.

I. *Anatomie.* — La configuration générale de la Sensitive
(*Mimosa pudica*, Linn.) est connue de tout le monde. La structure histologique de ses différentes parties a été précisée par des
travaux nombreux, au premier rang desquels il faut placer ceux
de Meyen (¹) et de Brücke (²). Nous nous bornerons donc à rap-
peler très succinctement des faits anatomiques et descriptifs
auxquels nos recherches personnelles ne nous ont rien permis
d'ajouter d'important.

La Sensitive est une légumineuse à feuilles stipulées, alternes,
composées-pinnées. Les pétioles de second ordre sont au nombre
de deux dans les trois ou quatre premières feuilles; de quatre,
opposés deux à deux, dans les feuilles postérieures. Les folioles
sont opposées; il n'en existe point de terminale impaire.

A la base de chaque foliole et de chaque pétiole secondaire ou
primaire, se trouve un renflement; ce renflement ne contient pas
de moelle : l'étui fibro-vasculaire des pétioles y forme une colonne
pleine. Autour de cet axe ligneux, le liber et l'écorce s'épaississent
et constituent le renflement. L'épiderme qui les revêt ne contient
pas de stomates. Le liber est formé de cellules laissant entre elles
des méats remplis de gaz. Les cellules de l'écorce forment, au
contraire, une masse continue; la plupart, mais non toutes,
comme on le dit d'ordinaire, contiennent un gros globule qui les
remplit presque complètement, et paraît de nature graisseuse. Je
me suis assuré que ces globules manquent, ainsi que la couche
aérifère, dans le renflement pétiolaire de l'acacia *(Robinia pseudo-
acacia)*. Selon Brücke, la paroi des cellules est plus épaisse dans la
partie supérieure que dans la partie inférieure du renflement. Les
parties latérales sont semblables à la partie supérieure.

(¹) *Pflanzenphysiologie.* Bd. III.

. (²) *Ueber die Bewegungen der Mimosa pudica. Archiv. für Anatomie, Physiologie, und Wissenschaftliche Medicin.* 1848.

Dans la très jeune feuille, en préfoliation, et non encore excitable, on ne voit pas de renflement; mais le microscope montre déjà un épaississement du tissu cellulaire cortical. Il n'y a alors ni globules, ni couche aérifère. Dans une feuille dont le pétiole a 15ᵐᵐ, et qui n'a pas encore ouvert ses folioles, je trouve les corps globuleux et la couche aérifère; le pétiole primaire est un peu sensible.

II. *Mouvements.* — Le *Mimosa pudica* présente, comme chacun sait, deux ordres de mouvements : 1° des mouvements *lents,* constituant ce qu'on appelle d'ordinaire l'*état de sommeil* et l'*état de veille* de la plante; 2° des mouvements *brusques,* consécutifs à une excitation plus ou moins vive : ceux-ci ont mérité à la Sensitive son nom et sa célébrité.

Ces deux ordres de mouvements ont pour résultat des apparences semblables : dans les deux cas, les pétioles primaires s'abaissent, les folioles se rapprochent par leur face supérieure. Il est tout naturel qu'on les ait comparés l'un à l'autre, et même par suite identifiés. On ne doit donc pas être surpris de voir que, à l'exception de Brücke, dont je ne connaissais point le travail au moment où j'ai fait mes recherches, tous les auteurs aient considéré les mouvements excités de la Sensitive comme un état de sommeil provoqué. C'était encore l'opinion soutenue par Fée (¹) dans son important Mémoire, un peu postérieur à celui de Brücke. Nous verrons plus loin que ce sont deux ordres de phénomènes tout à fait différents quant à leur cause intime. Il n'en est pas moins vrai qu'ils se ressemblent si bien (au moins à une certaine période du mouvement nocturne), qu'une seule description peut servir pour tous deux.

Prenons comme exemple les mouvements lents de l'oscillation quotidienne.

III. — Si l'on examine vers le milieu d'une journée d'été une Sensitive placée à la lumière diffuse et à l'abri du vent, on voit qu'à chaque feuille les folioles des deux rangées sont étalées dans un même plan; que les pétioles secondaires sont écartés les uns des autres comme les branches d'un éventail, et que les pétioles de premier ordre sont redressés au-dessus de l'horizon. Que si l'on

---

(¹) Mémoire physiologique et organographique sur la Sensitive et les plantes dites sommeillantes (*Mémoires de la Société d'Histoire naturelle de Strasbourg,* t. IV. Strasbourg, 1849). Fée a depuis ajouté quelques faits intéressants à ses anciennes découvertes *(Bulletin de la Société de Botanique de France,* 1858).

examine la même plante deux ou trois heures après le coucher du soleil, elle a complètement changé d'aspect : ses folioles sont rapprochées et se touchent par leur face supérieure; ses pétioles secondaires sont resserrés en un faisceau, tandis que ses pétioles primaires se sont inclinés vers la terre, et s'abaissent plus ou moins au-dessous de l'horizon.

Il est facile de voir que, pendant ces modifications, les pétioles primaires se sont mus dans un plan vertical suivant un mouvement simple; que les pétioles de second ordre, au contraire, et les folioles, ont exécuté un mouvement complexe.

En effet, les pétioles secondaires se sont tout à la fois rapprochés l'un de l'autre et redressés par rapport à la direction du pétiole primaire dans le prolongement duquel ils arrivent à se placer; ils deviennent ainsi les générateurs d'une portion de surface cônique.

Quant aux folioles, nous supposerons, pour décrire plus aisément leur mouvement, que leur plan est, au moment de l'expansion diurne, confondu avec le plan horizontal. Pendant la nuit, ce plan sera devenu vertical. Si l'angle de la nervure principale de la foliole avec le pétiole secondaire (je parle de l'angle ouvert en avant) était, avant comme après ce changement, un angle droit, le mouvement serait des plus simples; mais il n'en est pas ainsi. Cet angle est, en effet, toujours plus grand pendant l'état diurne que pendant l'état nocturne. Il en résulte que le plan de la foliole exécute un mouvement de rotation dont la nervure principale est l'axe, tandis que cette nervure se tord sur elle-même, tout en décrivant un triangle, ou peut-être même une portion de surface cônique.

Le centre de tous ces mouvements des folioles et des pétioles de premier ou de second ordre se trouve dans ces renflements dont nous avons signalé l'existence à la base des pétioles et des nervures principales. Le renflement tout entier prend part au mouvement; cela est manifeste, surtout pour les mouvements complexes des pétioles secondaires et des folioles.

Mais ces changements d'apparence, connus et décrits depuis longtemps, bien qu'avec moins de détails, par tous les auteurs, ne sont pas les seuls que présente une Sensitive pendant la période de vingt-quatre heures.

Entrant une nuit à deux heures du matin dans mon cabinet, où se trouvaient quatre vigoureuses Sensitives dont j'avais, au début de la nuit, constaté l'état nocturne habituel, je fus très surpris de voir leurs pétioles primaires extraordinairement dressés, les pétioles secondaires ne présentant rien de particulier. Une explication toute naturelle se présentait, et je l'acceptai un instant : c'est que les pétioles de premier ordre avaient repris bien avant le jour leur position diurne. Cependant, leur redressement exagéré m'ayant mis en défiance, je me convainquis, lorsqu'au matin les folioles s'étalèrent, qu'ils s'étaient notablement abaissés. J'ai, depuis, vérifié maintes fois ce fait, et je me suis même assuré que, souvent, surtout lorsque la Sensitive est un peu fatiguée, ce redressement des pétioles primaires pendant l'état nocturne a lieu d'emblée, sans être précédé de l'abaissement habituel.

Mais ne nous bornons pas à ces indications vagues; précisons, par des chiffres empruntés à quelques exemples, la valeur des changements de position que nous venons de décrire, comme constituant le passage de l'état diurne à l'état nocturne.

Commençons par les pétioles secondaires :

7 septembre. — 9ʰ du matin : temp., 24°; lumière diffuse.

Les pétioles secondaires, au nombre de quatre, sont ainsi espacés, qu'en comptant à partir du pétiole primaire on a les angles suivants : 100°, 55°, 60°, 55°, 90°. De plus, leur direction moyenne fait, avec celle du pétiole primaire, un angle d'inclinaison égal à 130°.

Le soir, vers 8 heures, ces pétioles sont redressés suivant la direction du pétiole primaire, et étroitement rapprochés l'un de l'autre.

Mais les pétioles de premier ordre sont beaucoup plus intéressants et m'ont beaucoup plus occupé. L'angle dont je vais donner les valeurs est l'angle inférieur fait par le pétiole avec la tige. Dans la suite de cette Note, je le désignerai quelquefois par l'expression : angle α.

6 septembre. — Temp., 22°.
8ʰ 30ᵐ du matin. Lumière diffuse.

Feuille n° 1 (¹) (n'a pas encore ouvert ses folioles) . . . . . . Angle 155°
  —   2 . . . .   —   115°
  —   3 . . . .   —   145°

(¹) En partant du sommet de la tige.

7ʰ 55ᵐ du soir. Temp., 24°.

Feuille 1 (a ouvert ses folioles dans la journée)..... Angle 112°; diff. : 43°
—   2.. 100°; diff. : 15°
—   3.. 88°; diff. : 57°

Voici un autre exemple où les différences vont beaucoup plus loin :

11 sept. — Temp., 19°.
8ʰ 30ᵐ du matin. Lumière diffuse.

Feuille 1.................................... 130°
—   2.................................... 147°
—   3 .... 130°

10ʰ 30ᵐ du soir. Obscurité complète.

Feuille 1............................ .... 30°; diff. : 100°
—   2...................................... 90°; diff. : 57°
—   3...................................... 95°; diff. : 35°

J'ai dit plus haut que l'état d'abaissement des pétioles était suivi d'un état de relèvement au-dessus de leur position pendant la veille. Voici l'observation fortuite qui m'a mis sur la voie de ce fait curieux :

Nuit du 14 au 15 sept. — Temp., 22°.
2ʰ du matin.

1ʳᵉ Sensitive : Feuille 1.............................. 160°
—   —   2.............................. 165°
2ᵉ Sensitive : Feuille 2.............................. 145°
—   —   4.............................. 125°

les pétioles secondaires et les folioles étant dans l'état de sommeil complet.

Le 15 sept., à 9ʰ du matin. — Lumière diffuse; temp., 21°.

1ʳᵉ Sensitive : Feuille 1...................... 135°; diff. : 25°
—   —   2...................... 145°; diff. : 20°
2ᵉ Sensitive : Feuille 2...................... 110°; diff. : 35°
—   —   4...................... 125°; diff. : 0°

Depuis, j'ai beaucoup multiplié ces observations, et je puis donner comme exemples les faits suivants :

22-25 Septembre : Température oscillant entre 16° et 17°.

	6ʰ du soir. Folioles ouvertes.	8ʰ Folioles fermées.	9ʰ 30' Pétioles secondaires rapprochés.	Minuit.	5ʰ du m.	8ʰ du m. Folioles ouvertes.	1ʰ après midi.
Feuille 1.........	135	125	110	150	153	135	125
— 2.........	100	90	90	130	136	117	115
— 4.........	115	90	75	95	155	134	118

Fig. I.

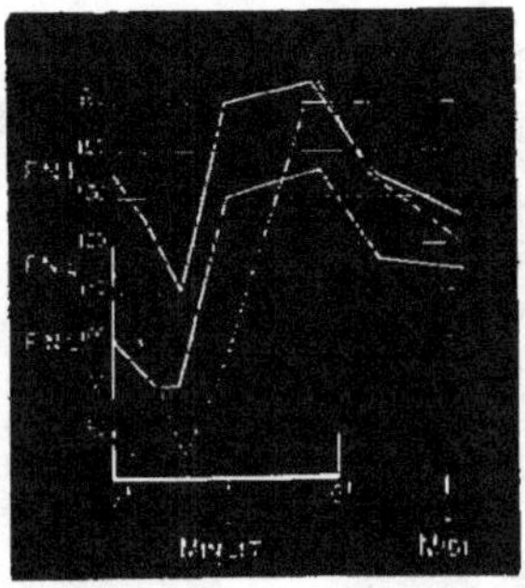

2-3 Octobre : Température oscillant entre 19° et 18°.

	6ʰ 30ᵐ du s. Fol. fermées. Pét. secondaires redressés, non rapprochés.	8ʰ 10ᵐ Pét. secondaires rapprochés.	10ʰ	4ʰ du matin. Pét. secondaires commençant à s'écarter, et les fol. à s'ouvrir.	8ʰ 45ᵐ du mat. Folioles bien ouvertes. Pét. secondaires très écartés.	1ʰ 30ᵐ après midi.
1ʳᵉ SENSITIVE.						
Feuille 1........	95	80	75	130	120	120
— 2........	85	65	60	150	110	120
— 3........	75	75	50	160	115	125
— 4........	105	90	80	160	135	145
2ᵉ SENSITIVE.						
Feuille 1........	110	45	60	140	145	
- 2........	95	65	45	140	105	
— 3........	70	50	30	140	120	
— 4........	85	80	70	140	120	

Les feuilles 1 des deux dernières Sensitives commencent à ouvrir leurs folioles.

Pour rendre plus manifestes ces oscillations, je les ai représentées par des tracés graphiques dans lesquels les temps sont mesurés sur l'axe des abcisses, et les grandeurs d'angles sur celui des ordonnées. Une ligne noire horizontale indique la période nocturne; la fig. I représente l'observation du 22-23 septembre; les fig. II et III, celles du 2-3 octobre (fig. II, 1re Sensitive; fig. III, 2e Sensitive). On voit que la période d'exhaussement commence généralement vers 10 heures du soir, et a son maximum, le matin, vers 4 ou 5 heures. L'abaissement du pétiole commence avec le jour.

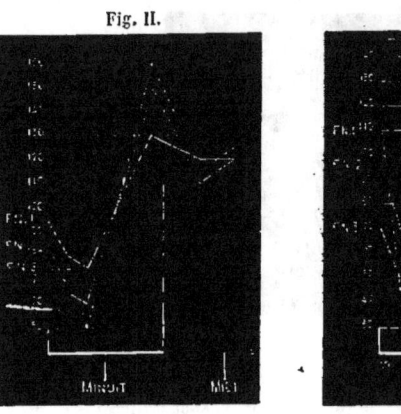

Fig. II.   Fig. III.

Dans l'exemple qui va suivre, et qui a été étudié pendant beaucoup plus longtemps, l'exhaussement nocturne n'est presque jamais précédé d'un abaissement.

18 Septembre : Temp. 18° à 17°   *19 Septembre : Temp. 17° à 16°*

	5ʰ 45ᵐ du soir. — Folioles ouvertes.	7ʰ — Folioles fermées. pétioles secondaires écartés.	8ʰ 15ᵐ — Pétioles écartés.	10ʰ — Pétioles secondᵉˢ accolés.	1ʰ 30ᵐ du m. —	5ʰ 15ᵐ — Folioles encore fermées	9ʰ 45ᵐ — Folioles ouvertes	3ʰ 45ᵐ du s. —	5ʰ 15ᵐ —	7ʰ 10ᵐ — Foliol. fermées	10ʰ —
Feuille 1.	140	150	140	140	155	160	145	130	id.	140	150
— 2.	125	125	120	115	125	165	145	105		120	120
— 3.	105	»	115	110	120	160	120	90		105	105

20 Septembre : Température 17° à 16°.   *22 Septembre : Temp. id.*

	4ʰ du m.	7ʰ 15ᵐ	12ʰ 45ᵐ	7ʰ du s.	6ʰ du s.	8ʰ	9ʰ 30ᵐ	Minuit.
	Folioles fermées.			Folioles fermées.	Folioles fermées.			
Feuille 1.......	165	150	125	135	125	135	140	170
— 2.......	155	150	105	110	100	100	90	100
— 3.......	145	140	95	95	95	90	75	75

23 Septembre : Temp. id.   *24 Septembre : T. id.*

	5ʰ du m.	8ʰ	Midi.	4ʰ	6ʰ	8ʰ 45ᵐ	1ʰ du m.	7ʰ	11ʰ
	Folioles demi-ouvertes								
Feuille 1........	150	130	125	125	id.	125	125	155	145
— 2........	150	115	110	110	id.	120	110	145	125
— 3........	145	110	90						

25 Septembre : Temp. id.   *26 Septembre : Temp. 19° à 17°.*

	6ʰ 15ᵐ du soir.	10ʰ	5ʰ 30ᵐ du mat.	8ʰ	19ᵉ	3ʰ	5ʰ 45ᵐ	8ʰ 30ᵐ	10ʰ
Feuille 1........	120	130	155	130	120	100	id.	135	id.
— 2........	100	100	150	135	105	90	id.	100	id.

27 Septembre : Temp. 17°.

	1ʰ 30ᵐ du matin.	8ʰ
Feuille 1..	145	130
— 2.....	90	125

La fig. IV représente les oscillations des feuilles 1 et 2; l'échelle

Fig. IV.

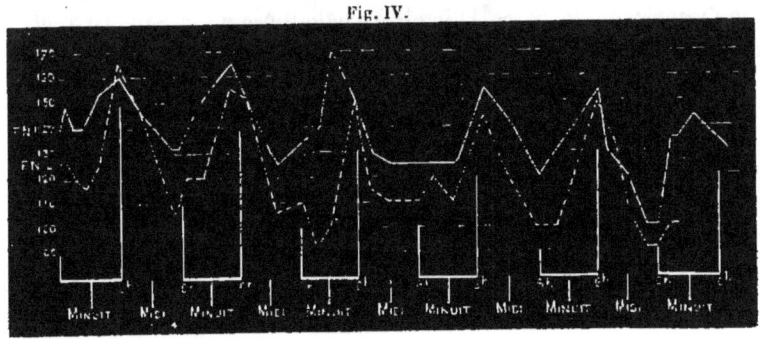

des angles est la même que pour les fig. I, II, III; celle des temps est moitié moindre.

Autre exemple :

	18 Septembre.			*19 Septembre.*						
	6ʰ du soir	8ʰ	10ʰ	1ʰ 20ᵐ du m.	5ʰ 20ᵐ	9ʰ 45ᵐ	3ʰ 45ᵐ	5ʰ 15ᵐ	7ʰ 15ᵐ	9ʰ
Feuille 1..........	130	145	130	145	155	155	105	id.	135	135
— 2..........	127	145	125	85	180	155	110	id.	115	125
— 4.....	112	135	140	130	130	150	115	id.	115	125

20 Septembre.

	4ʰ du matin.	7ʰ 15ᵐ	Midi 45ᵐ	7ʰ
Feuille 1........	150	145	100	100
— 2........	160	145	115	110
— 4........	145	145	125	120

En laissant de côté les apparentes irrégularités dont la raison est difficile à saisir, on voit que, d'une manière générale, les pétioles primaires, très abaissés à l'entrée de la nuit, se relèvent plus ou moins pendant la nuit, pour s'incliner ensuite de plus en plus à partir du matin jusqu'à la nuit suivante, le minimum et le maximum de l'angle α étant fournis généralement par l'état nocturne. Celui-ci reste donc exclusivement caractérisé par la fermeture des folioles et le rapprochement des pétioles secondaires.

On ne saurait invoquer, pour expliquer ces phénomènes, ni l'action de la lumière, ni celle de la température. C'est là un fait dont l'importance dépasse l'histoire particulière de la Sensitive, et qui devra être pris en considération toutes les fois qu'on tentera d'expliquer le sommeil des plantes.

A ce propos, je dirai que j'ai vu le réveil d'une jeune Sensitive, ou du moins le redressement rapide de ses pétioles principaux, s'opérer sous l'influence d'une simple bougie. Le tronçon d'un pétiole, auquel j'avais enlevé dès le matin ses pétioles secondaires et ses folioles, se releva comme les autres. L'influence de la lumière se fait donc directement sentir sur le renflement pétiolaire. Il est très probable, comme le croyait Dutrochet, qu'il en est de même pour les renflements foliolaires.

IV. — Occupons-nous maintenant des mouvements consécutifs à une excitation.

Ils sont, avons-nous dit, semblables à ceux qui caractérisent le début de l'état nocturne : abaissement du pétiole primaire, rapprochement des pétioles secondaires, imbrication des folioles.

Les folioles, une fois mises en mouvement, accomplissent tout entière leur évolution; si les deux qui sont en face l'une de l'autre sont excitées, elles s'appliquent par leurs faces supérieures. Si l'une d'elles reste en place ou a été antérieurement enlevée, sa vis-à-vis ne dépasse pas la situation qu'elle aurait prise si elles eussent marché à la rencontre l'une de l'autre (Brücke).

Pour les pétioles secondaires et primaires, il en va différemment. L'amplitude do leurs mouvements varie un peu avec le degré de l'excitation, beaucoup avec les conditions de température extérieure, etc... Voici quelques chiffres propres à fixer les idées :

Pétioles secondaires : 7 sept. ; temp., 24°. Si nous appelons *b, c, d, e,* les 4 pétioles; β, γ, δ, ε, les angles qu'ils faisaient avant l'irritation avec le prolongement du pétiole primaire; β', γ', δ', ε', les angles qu'ils font ensuite, nous trouvons : $\beta = 80°$, $\beta' = 60°$, $(\beta - \beta' = 20°)$; $\gamma = 30°$, $\gamma' = 18°$, $(\gamma - \gamma' = 12°)$; $\delta = 30°$, $\delta' = 18°$, $(\delta - \delta' = 12°)$; $\varepsilon = 90°$, $\varepsilon' = 50°$, $(\varepsilon - \varepsilon' = 40°)$.

Pétioles primaires : 6 sept. ; 8h 30m matin ; lumière diff. ; temp., 22° :

Feuille 2, avant l'irritation... 115°, après...	60°; diff. :	55°
— 3................ 145°........	80°; diff. :	65°

9h 50m matin ; plein soleil ; temp., 47° :

Feuille 2, avant l'irritation... 110°, après...	47°; diff. :	63°
— 3................ 155°........	85°; diff. :	70°

Cette amplitude de 70° est la plus considérable que j'aie rencontrée, à l'état diurne, dans plus de cent expériences mesurées, sauf dans un cas où la plante était exposée au soleil, à une température de 51°.

Lorsque la plante est dans l'état de sommeil, que ses pétioles primaires soient très redressés ou très abaissés, ils s'infléchissent toujours par l'excitation.

Exemples :

6 sept., 8ʰ du soir : avant l'excitation, α = 88°; après, 38°;
diff. : 50°. — 15 sept., 2ʰ du matin : avant, α = 160°; après, 77°;
diff. : 83°.

C'est même pendant l'état nocturne que le pétiole est le plus
facilement irritable.

L'amplitude de ses mouvements est aussi plus grande généralement la nuit que le jour.

Exemple :

8 sept., 5ʰ 8ᵐ du soir :

Angle avant l'excitation... 115° } Diff. : 35°
— après .... 80° }

— 10ʰ 15ᵐ du soir :

Angle avant............ 118° } Diff. : 63°
— après .... 55° }

Le mouvement le plus étendu que j'aie constaté m'a été fourni
le 15 septembre, à deux heures du matin, température 22°.

Angle avant............ 165° } Diff. : 90°
— après............ 75° }

Enfin, il faut remarquer que c'est dans l'état d'abaissement
nocturne que le pétiole irrité s'infléchit le plus bas, de façon à
former avec l'axe l'angle le moins ouvert. Voici même un exemple
extrême :

11 sept., 11ʰ 45ᵐ du soir; temp., 19°; angle α = 30°. Après l'irritation, le pétiole tombe perpendiculairement, et même croise un
peu la tige de l'autre côté. Le lendemain, à 8ʰ du matin; temp., 21°,
l'angle α est remonté à 130°; après l'irritation, il devient seulement
70°.

Il aurait été intéressant d'étudier la forme du mouvement exécuté par la feuille de Sensitive, soit dans sa position normale, où
la pesanteur intervient, soit en la soustrayant à cette action par la
position horizontale. Mais je n'ai pas à ma disposition les appareils
enregistreurs qui seraient indispensables pour l'étude de ce mouvement rapide. J'ai pu tenter quelques mesures pour le relèvement
de la feuille, qui a lieu beaucoup plus lentement.

D'ordinaire, cet affaissement dure peu de temps après l'excitation. Graduellement a lieu le retour à la position diurne, avec une rapidité qui dépend de l'état de santé de la plante, de la température, etc.

Exemple :

6 sept. ; temp., 31°, à 1^h 7^m :

Angle avant l'excitation.... .... 118°
— après............................ 62°

A 1^h 15^m, l'angle est 85° ; à 1^h 20^m, 99° ; à 1^h 25^m, 111° ; à 1^h 30^m, 118° ; à 1^h 36^m, 128° ; à 1^h 42^m, id.

On voit que le mouvement d'élévation est plus rapide au début.

Lorsque l'excitation est très vive, le relèvement des folioles, qui d'ordinaire dure peu, persiste beaucoup plus longtemps. Ainsi, ayant enlevé de deux en deux les paires de folioles de toute une feuille, j'ai vu les folioles conservées se maintenir relevées pendant la journée tout entière, et ne s'abaisser que le lendemain matin.

La Sensitive, comme tous les végétaux, et à un plus haut degré que la plupart d'entre eux, est impressionnée par la direction des rayons lumineux qui la frappent ; ses folioles tendent à mettre leur face supérieure dans un plan perpendiculaire à cette direction, si étrange que soit la position que l'on donne à la plante.

Il peut en résulter des distorsions singulières des pétioles. Si on place une feuille dont le pétiole primaire soit horizontal, à l'opposite du soleil, par rapport à la tige, les pétioles secondaires s'écartent en éventail, le plus possible ; si, ensuite, on retourne la plante, de manière que la feuille soit du côté du soleil, les pétioles secondaires se rapprochent. Je les ai vus ainsi, en vingt minutes, se mouvoir de telle sorte, que l'angle des deux extrêmes, qui était dans la première position de 130°, est devenu de 70° dans la seconde.

On peut se demander si la direction des rayons solaires a de l'influence sur l'amplitude des mouvements provoqués. Il faut, je crois, répondre oui ; par exemple, les feuilles situées du côté du soleil s'affaissent moins que celles qui sont du côté opposé.

Exemple :

Sensitive disposée de telle sorte que le plan de mouvement des feuilles 2 et 3, lesquelles sont sensiblement opposées, soit perpendiculaire à la direction des rayons solaires. A 9ʰ 5ᵐ :

Feuille 2, angle avant l'irritation	110°	
— — après	47°;	diff. : 63°
— 3, — avant	155°	
— — après	70°;	diff. : 70°

Repos à la lumière diffuse. A 10ʰ 10ᵐ, remise au soleil, de façon que les rayons soient dans le plan de mouvement des feuilles, du côté de la feuille 3.

A 10ʰ 45ᵐ :

Feuille 2, angle avant l'irritation	135°	
— — après	52°;	diff. : 83°
— 3, — avant	155°	
— — après	98°;	diff. : 57°

Repos à la lumière diffuse. A 11ʰ 5ᵐ, la plante est remise au soleil de façon que les rayons soient dans le plan de mouvement des feuilles, du côté de la feuille 2.

A 11ʰ 40ᵐ :

Feuille 2, angle avant l'irritation	134°	
— — après	63°;	diff. : 71°
— 2, — avant	135°	
— — après	70°;	diff. : 65°

Ainsi, les feuilles s'inclinaient moins lorsqu'elles étaient placées du côté du soleil (57°, 71°), que lorsqu'elles étaient situées du côté opposé (65°, 83°).

Les pétioles et les folioles ne sont pas les seules parties susceptibles de mouvement. Les feuilles primitives ou cotylédons peuvent aussi se mouvoir sous l'influence des excitants. On les voit alors se rapprocher par leurs faces supérieures, mais non jusqu'au contact. Ce fait avait été déjà signalé par de Candolle (¹).

Quant aux feuilles proprement dites, elles ne sont pas capables de répondre aux excitations dans leur très jeune âge; elles ne deviennent sensibles qu'après le redressement de leurs pétioles secondaires, primitivement rabattus sur le pétiole primaire. Il n'est pas nécessaire, pour la motilité de celui-ci, que les folioles soient déjà entr'ouvertes. Quant à celles-ci, elles sont sensibles du moment où elles se sont déployées. Au reste, les jeunes feuilles sont, pendant

(¹) *Physiologie végétale*, 1832, p. 865.

longtemps, beaucoup moins sensibles que les feuilles adultes, et
l'amplitude de leurs mouvements pétiolaires est moindre.

Les seules parties douées de motricité dans la Sensitive sont
les renflements basilaires des pétioles et des folioles.

Dans le pétiole primaire, en repos diurne, la section verticale
principale ([1]) de ce renflement présente une notable convexité par
en bas; sa partie supérieure est délimitée par une ligne à peine
convexe, presque droite. Après l'excitation, celle-ci devient très
convexe, l'autre notablement concave. En outre, la courbe supérieure s'allonge, l'inférieure se raccourcit : c'est ce qu'avait déjà
dit Brücke. Pendant l'état d'exhaussement nocturne, la courbe
supérieure arrive à être concave; mais son arc appartient à un
cercle de rayon beaucoup plus grand que l'arc de la courbe inférieure.

Il est d'observation vulgaire que l'excitation d'un point de la
Sensitive n'a pas seulement pour conséquence un mouvement
local, mais s'étend plus ou moins dans différentes parties de la
plante. De plus, on sait qu'il n'est pas nécessaire pour obtenir un
mouvement d'irriter directement la partie susceptible de mouvement, le renflement. Il y a donc, dans la Sensitive, en outre de la
motricité, deux propriétés à étudier : l'excitabilité, la transmissibilité.

V. *Excitabilité.* — La partie la plus excitable de la plante est
certainement la partie inférieure du renflement dans les pétioles
primaires, et la partie supérieure dans les renflements des folioles.
(Dutrochet, Burnett et Mayo) ([2]).

Dans le reste de la feuille, l'excitabilité existe aussi; il suffit
de trancher en son milieu un pétiole primaire pour en voir aussitôt
le tronçon s'abaisser, d'entamer un foliole pour en voir aussitôt se
relever le limbe. Mais il est facile de s'assurer, dans ce dernier
cas, que l'effet est beaucoup plus rapidement produit par une section
perpendiculaire à la nervure principale que par une section longi-
tudinale; parfois même, chez des plantes fatiguées, celle-ci ne
donne aucun résultat. En poursuivant la raison de ce fait, j'ai
cru voir que le parenchyme de la foliole est tout à fait inexcitable,

___

([1]) C'est à dire passant par l'axe de la tige et par celui du pétiole.

([2]) *Quaterly journal of Litterature, Sciences and Arts.* New séries, n° 3,
1827.

2

et qu'on n'obtient rien en piquant avec une aiguille fine dans l'intervalle des nervures; mais si celles-ci sont intéressées, le mouvement aussitôt a lieu. De même, on peut enlever délicatement un lambeau d'écorce des pétioles sans que le renflement en soit averti; mais si l'on entame les faisceaux, il s'incline aussitôt. Ainsi, le tissu cellulaire des renflements et le tissu fibro-vasculaire des pétioles et des nervures seraient les deux seuls tissus excitables.

Les parties excitables peuvent être isolées sans perdre leur propriété. J'ai pu, par exemple, à l'imitation (alors involontaire) de Fée, conserver des folioles sensibles pendant plus de huit jours, après la section du pétiole principal, en son milieu. Le tronçon de celui-ci restait excitable et exécutait les mouvements quotidiens pendant deux jours environ.

VI. *Transmissibilité.* — Les expériences de Dutrochet ([1]) ont prouvé que cette propriété appartient exclusivement aux faisceaux ligneux : ceux-ci enlevés, toute transmission est arrêtée; conservés, au contraire, après l'ablation de la moelle et de l'écorce, ils laissent passer l'impression.

La transmission se fait dans les deux sens; la section d'un pétiole primaire a pour double résultat l'abaissement du moignon et la fermeture des folioles. De même, la section d'une tige fait abaisser tout à la fois le pétiole supérieur et le pétiole inférieur à la blessure.

Dutrochet a mesuré la rapidité de la transmission. Il a vu qu'elle est plus grande dans les pétioles (8 à 15^{mm} par seconde) que dans la tige (2 à 3^{mm} par seconde). Elle serait, selon lui, indépendante de la température ambiante, ce qui m'étonne beaucoup.

Dans un cas que nous rapportons à titre d'exemple, une foliole terminale étant entamée avec des ciseaux, la foliole correspondante se ferme en même temps qu'elle. Après 2' environ, la paire suivante se relève d'une saccade brusque; après 10', de même la 3e paire; à 15' la 4e; à 25' la dernière paire (il y en avait vingt) de ce pétiole secondaire. A 35', les deux folioles basilaires du pétiole secondaire voisin (il n'y en a que deux à cette feuille) se relèvent; puis succes-

([1]) *Recherches anatomiques et physiologiques sur la structure intime des animaux et des végétaux et sur leur motilité.* Paris, 1824. — *Mémoires pour servir à l'histoire anatomique et physiologique des animaux et des végétaux,* Paris, 1837, t. I.

sivement, de bas en haut, toutes les autres paires; à 1ᵐ 15ᵗ, tout est fermé. La réouverture se fait dans un ordre exactement inverse, mais avec assez de lenteur pour que les folioles du second pétiole n'aient pas encore terminé leur mouvement quand ceux du premier le commencent.

La rapidité de la transmission est plus grande dans le sens centripète que dans le sens centrifuge, contrairement à ce qu'avait dit Dutrochet. Si on tranche par la moitié une foliole située vers le milieu du pétiole secondaire, on voit le tronçon se relever, et presque simultanément la foliole symétrique; puis, par paires, les folioles inférieures, c'est à dire plus voisines de la tige, jusqu'à l'origine du pétiole secondaire. Ici, le mouvement des folioles continue sur le pétiole symétrique; mais il se propage en sens inverse, et toujours par paires. Pendant ce temps, les folioles supérieures à la foliole lésée se relèvent également par paires. Mais il est facile de voir que la propagation de l'impression est beaucoup plus lente dans ceux-ci que dans les folioles inférieures. Elle éprouve évidemment des résistances qui se manifestent encore par ceci, qu'elle s'arrête bien plus tôt dans sa marche centrifuge que dans sa marche centripète.

De même, la rapidité et l'énergie de la transmission à travers la tige sont plus considérables de haut en bas que de bas en haut. Sur une Sensitive qui possède six feuilles, numérotées de haut en bas, je coupe le pétiole primaire de la feuille n° 3; entre 3 et 5 secondes après, les feuilles inférieures, dans l'ordre 4, 5, 6, abaissent leur pétiole : les feuilles supérieures 2 et 1 restent immobiles.

VII. *Excitants.* — Les excitants susceptibles de déterminer les mouvements de la Sensitive peuvent être d'ordre mécanique (piqûre, section, pincement, pression tendant à abaisser ou à élever les pétioles, etc.); ou d'ordre physique (chaleur, électricité, changement brusque de température, suppression brusque de l'insolation, exposition soudaine aux rayons solaires, etc...); ou d'ordre chimique (acides, bases caustiques). Je ne ferai ici qu'une observation : lorsque, à l'aide d'un courant induit traversant le pétiole, j'ai obtenu quelque mouvement soit de ce pétiole, soit des folioles, l'effet du courant avait probablement été porté jusqu'à action caustique, car je trouvais, dès le lendemain, très malade ou même desséchée, la partie qu'il avait traversée. Si l'on fait passer le courant à travers un certain nombre de paires de folioles, on peut exciter les folioles, les pétioles secondaires et le pétiole primaire ; les premières folioles qui se relèvent sont celles qui sont comprises entre les rhéophores.

VIII. *Conditions de l'excitabilité.* — Une température supérieure à 10°, l'exposition régulière à la clarté du jour, un état normal de santé, sont, comme on le sait depuis longtemps, des conditions nécessaires pour qu'une Sensitive puisse être excitée. J'ai fait quelques expériences pour déterminer le degré le plus élevé de température qu'une Sensitive pourrait supporter sans perdre son excitabilité, ou ayant perdu son excitabilité, sans mourir. Je dirai d'abord que toutes les fois que l'excitabilité a été complètement et définitivement détruite, j'ai toujours vu la plante elle-même succomber. Mais l'excitabilité peut momentanément disparaître pour reparaître ensuite. (Julius Sachs) (¹). Les températures supportées par mes Sensitives ont été beaucoup plus élevées que la température indiquée comme limite supérieure par Julius Sachs (52° c.).

En effet, le 6 sept., une Sensitive a été placée au soleil, sous une cloche, à 9ʰ 5ᵐ ; à 9ʰ 50ᵐ, la température de l'air est 47° : les feuilles 2 et 3 me donnent 63° et 70° de chute par l'irritation. A 10ʰ 10ᵐ, la plante, reposée à la lumière diffuse, est remise au soleil. A 10ʰ 45ᵐ, la température est 51° ; l'excitation donne des chutes de 83° et de 57°. A cette haute température, les folioles sont à moitié fermées.

J'ai même vu une Sensitive rester sensible dans une étuve humide, où la température, prise au-dessus de la terre du pot, a monté, en 17ᵐ, de 28° à 56°, et dans les 8ᵐ suivantes, de 56° à 62°.

L'action des excitations successives et la nécessité du repos ont été signalées depuis longtemps, et l'observation classique de Desfontaines sur une Sensitive en voiture est connue de tout le monde. Mais je ne connais pas d'expérience faite avec soin sur cette *accoutumance* aux excitations que présente la Sensitive. J'ai cru bien faire de combler cette petite lacune, au moins pour ce qui a rapport aux pétioles primaires.

(¹) *Handbuch der experimental-physiologie des Pflanzen.* Leipzig, 1865, p. 55.

6 sept.; tempér. 31°.

2^h 36^m : angle avant l'irritation, 120°; après, 50°.

De 2^h 36^m à 2^h 45^m, la feuille est irritée de 5^s en 5^s; de 2^h 45^m à 2^h 50^m, de 10^s en 10^s; de 2^h 50^m à 3^h, de 30^s en 30^s. Malgré ces excitations répétées, le pétiole se relève aussi vite que si on l'eût laissé en repos : 2^h 41^m, 70°; 2^h 46, 80°; 2^h 52^m, 102°; 3^h, 120°. Il n'a mis à remonter que 24^m, ce qui est à peu près le temps ordinaire.

Lorsque les impressions ne sont pas aussi rapidement répétées; lorsqu'on attend pour exciter de nouveau une feuille qu'elle ait repris sa position première, on la trouve indéfiniment sensible. De plus, il se présente ce fait intéressant, que, le plus souvent, elle remonte à la suite de l'excitation au dessus de son premier point d'équilibre.

Exemple :

6 sept.; temp., 31°.

A 1^h 7^m : angle avant l'excitation, 118°; après, 62°.

A 1^h 30^m : l'angle est 118°; à 1^h 36^m, il est 128° (29^m d'ascension) et s'y fixe. A 1^h 43^m, nouvelle excitation : l'angle devient 84°; à 2^h 10^m, il est redevenu 128° (27^m). A 2^h 30^m, troisième excitation : l'angle devient 86°; à 2^h 54^m, il est redevenu 128° (24^m). A 2^h 54^m, quatrième excitation : l'angle devient 85°; à 3^h 20^m, il est 128° (26^m).

Autre exemple :

7 sept. :

Feuille n° 1, avant l'excitation..	145°	à 3^h 10^m, est devenu.. 150°
— après............	80°	
3, avant............	125°	.... 135°
— après............	70°	
4, avant............	133°	.... 145°
— après............	68°	

J'arrive à des faits plus importants en eux-mêmes et par les conséquences qu'on a voulu tirer de leur observation incomplète. Nous nous occuperons plus tard de celles-ci : parlons d'abord des faits.

Lorsqu'on soumet une Sensitive à l'action des vapeurs de chloroforme ou d'éther, on constate qu'elle devient insensible aux irritations : la motilité a disparu, si bien que la plante reste ce qu'elle était au moment de l'application du poison. Si celle-ci a eu lieu tandis que la Sensitive était au repos, elle demeure avec ses folioles étalées, ses pétioles dressés; si, au contraire, on venait de

l'exciter, ses folioles restent imbriquées, ses pétioles abattus.
(Le Clerc, de Tours) ([1]).

Tel est le mode d'action de ces substances mises en contact avec
la plante tout entière. Mais il est tout autre si on les fait agir sur
une partie seulement de la plante. Cette partie seule est immobi-
lisée. Je m'en suis assuré par l'expérience suivante :

Une feuille, en place, est introduite (folioles et moitié du pétiole
primaire) dans le col d'une petite cornue tubulée; ce col est soi-
gneusement luté. Quand les folioles se sont rouvertes, je fais
tomber par la tubulure un petit morceau de coton imbibé d'éther,
et je referme rapidement. Rien ne se produit tout d'abord; les
folioles restent étalées; le reste de la plante conserve complètement
et son apparence et son excitabilité. Mais, après dix ou quinze
minutes, les folioles incluses dans la cornue commencent à se
crisper : l'action de l'éther les a tuées; vers le même temps, on
voit, sur le reste de la Sensitive, qui était demeuré parfaitement
excitable, les folioles se fermer, les pétioles s'abattre, et cela par
chutes soudaines; les folioles se ferment par paires de bas en
haut, presque toujours avant l'abaissement de leur pétiole.

Ainsi, l'éther n'a d'action immobilisante que sur la feuille avec
laquelle il est mis en contact. Mais, par l'irritation violente qu'il
détermine en la tuant, il excite des mouvements généraux dans la
plante tout entière. Or, il en est de cette excitation comme de
celle que produit un agent chimique énergique (une goutte d'acide
sulfurique, par exemple); elle a presque toujours pour conséquence
la suppression de la sensibilité pendant un temps plus ou moins
considérable, et souvent même la mort de la Sensitive en expérience.

Réciproquement, en plaçant un rameau de Sensitive dans la
tubulure d'une petite cornue, les feuilles restant au dehors, puis,
lutant l'ouverture et introduisant par le col de la cornue un
morceau d'ouate imbibé d'éther, j'ai vu que la sensibilité des
pétioles et des folioles était parfaitement conservée; mais celles-ci
se ferment par irritation de l'éther sur le rameau.

Le chloroforme agit identiquement de même. Le Clerc (de

([1]) *Sur les mouvements de la Sensitive. Comptes-rendus, Académie des
Sciences,* t. XXXVII, XXXVIII, XL.)

Tours), dans son étude sur l'action des anesthésiques, avait déjà vu une partie des faits que je viens de signaler.

IX. — Dans l'état diurne normal, le pétiole principal s'élève d'un certain angle au dessus de l'horizon. Après l'irritation, il s'abaisse généralement au dessous de la ligne horizontale. Il était intéressant de connaître la valeur de la force déployée par le renflement pour élever ainsi, au bout d'un long bras de levier, le poids des folioles.

Voici les résultats d'expériences tentées dans ce but :

8 sept. Angle $\alpha = 115°$. Pour ramener le pétiole à l'horizontale, il faut ajouter à son extrémité la plus éloignée une petite nacelle pesant 0^{g}650, et, dans la nacelle, un poids de 0^{g}20. Or, si nous assimilons le pétiole à un levier du 2e genre, et si nous supposons que le point d'application de la force que nous cherchons à évaluer est au milieu du renflement basilaire, nous trouvons que le bras de levier de cette force a pour longueur 3^{mm}; la longueur totale du pétiole est de 50^{mm}. En outre, les folioles et les pétioles secondaires pèsent 0^{g}3, et leur centre de gravité est situé à 15^{mm} dans le prolongement du pétiole primaire. Il résulte de ceci que la force du renflement fait équilibre, avec un bras de levier de 3^{mm}, à un poids de 0^{g}85 au bout d'un levier de 50^{mm}, plus un poids de 0^{g}3 au bout d'un levier de 65^{mm}. Un calcul simple montre que cette force est équivalente à 20^{g}65.

X. — Étudions maintenant d'un peu plus près le mode d'action de ces renflements tout à la fois excitables et moteurs.

Des expériences qui remontent à Lindsay (1790), et qu'avait imaginées, de son côté, Dutrochet (1824), lequel ne pouvait connaître le travail alors inédit du botaniste anglais ([1]), ont montré que si l'on enlève jusqu'au bois la partie supérieure du renflement pétiolaire principal, celui-ci se relève au dessus de sa position primitive. Si, de même, on enlève la partie inférieure, le pétiole s'abaisse plus bas qu'à la suite d'une excitation, et ne se relève plus. On peut enfin obtenir une torsion latérale en enlevant un lambeau d'un côté du renflement Des résultats analogues sont la suite d'opérations pratiquées sur les renflements des pétioles secondaires ou sur ceux des folioles.

([1]) Les résultats n'en furent publiés qu'en 1827 par Burnett et Mayo.

Il est bon d'indiquer que ces phénomènes ne sont en rien modifiés par l'intervention préalable des anesthésiques qui ont immobilisé la plante.

Ainsi, toujours le pétiole se dirige du côté où a été faite l'amputation. On peut se représenter l'axe fibro-vasculaire comme enveloppé d'un ensemble de ressorts qui agissent simultanément, chacun d'eux le poussant du côté opposé à sa propre situation : l'inférieur poussant en haut, etc. La position d'équilibre du pétiole dépend de l'énergie de tous ces petits ressorts bandés qui se combattent deux à deux; si, maintenant, nous enlevons l'un de ces ressorts, l'antagoniste pousse victorieusement le pétiole dans le sens où rien ne lui résiste plus.

Si l'on pratique dans le renflement une section parallèle à l'axe, mais incomplète, on voit que le lambeau demeuré adhérent s'allonge et dépasse la surface de section sur laquelle il ne peut plus être exactement appliqué. C'est là une autre preuve de l'existence de ces ressorts, ou, pour mieux dire, de ce tissu qui tend à occuper le plus de place possible, et presse par suite sur l'axe ligneux.

Pendant la position de repos diurne, le ressort inférieur fait équilibre à la fois au poids des folioles et à la force du ressort supérieur; en outre, il presse sur celui-ci par un excédant de puissance qui se traduit par l'élévation du pétiole au-dessus de l'horizon, et dont les poids indiqués plus haut peuvent donner une idée.

Il était intéressant de comparer la puissance d'action réciproque des deux moitiés supérieure et inférieure du renflement pétiolaire. Pour y parvenir, j'ai mesuré le poids nécessaire pour ramener à l'horizontale le pétiole intact; puis j'ai enlevé le ressort supérieur: le pétiole s'étant alors relevé plus haut qu'auparavant, j'ai cherché combien il fallait de poids pour le ramener de nouveau à l'horizontale. Ce dernier poids peut donner la valeur de la puissance du ressort inférieur, et la différence entre les deux poids, la valeur de la puissance du ressort supérieur.

Reportons-nous à l'exemple cité à la page précédente.

L'angle était 115°. Pour ramener le pétiole à l'horizontale, il a fallu ajouter un poids tel, que le ressort inférieur faisait alors équilibre à une force de 20ᵍʳ65, et, en outre, à la tension du ressort supérieur. Les poids ôtés, la plante reposée, l'angle revenu à sa valeur primitive, j'enlève le ressort supérieur : le pétiole s'élève jusqu'à 135°. L'équilibre établi (à 2 heures après midi), je vois que, pour ramener l'angle à 90°, il faut ajouter dans ma nacelle non plus seulement 0ᵍ20, mais 0ᵍ80. Eu égard aux bras de levier, les 0ᵍ60 de supplément représentent pour le ressort supérieur une valeur de 10ᵍ. Quant au ressort inférieur, il équivaut à 20ᵍ65 + 10ᵍ = 30ᵍ65. Le lendemain, à 9 heures du matin, l'énergie du ressort inférieur paraît augmentée, peut-être parce que la partie épargnée par la section dans le ressort supérieur a été détruite par dessiccation. Pour réduire l'angle à 90°, il faut ajouter un poids qui représente, pour le ressort supérieur absent, une valeur de 13ᵍ30 ; celle du ressort inférieur devient ainsi 33ᵍ95.

En résumé, la puissance des deux parties du renflement est environ dans le rapport de 1 à 3, durant l'état diurne.

Autre exemple :

14 sept. Intact, le pétiole portait à l'horizontale 1ᵍ8, qui représentait une force de 32ᵍ5. Après l'ablation du renflement supérieur, il faut, pour le ramener au même point, 2ᵍ55, représentant une force de 45ᵍ9. Ainsi, le ressort inférieur vaut 45ᵍ9 ; le supérieur, 45ᵍ9 — 32ᵍ4 = 13ᵍ5 : le rapport $\dfrac{459}{135} = 3,4$.

XI. — Ces faits établis, on voit que le mouvement dans le renflement pétiolaire peut être rapporté hypothétiquement à trois causes : 1° Diminution d'énergie du ressort inférieur, ayant pour effet une plus grande liberté d'action du ressort supérieur; 2° augmentation d'énergie de celui-ci; 3° existence, dans la partie inférieure du renflement, d'une substance contractile, analogue à la substance musculaire, susceptible, en se raccourcissant, de tirer par en bas le pétiole.

Étudions ces trois hypothèses, en rapport avec les mouvements soudains, provoqués par une excitation.

Disons d'abord que, contrairement à l'assertion de Dutrochet [1], un pétiole privé de la partie supérieure de son renflement ne continue pas moins à se mouvoir sous l'influence des excitations; mais l'amplitude du mouvement est alors considérablement diminuée.

[1] *Recherches*....., p. 57.

Exemple :

9 sept.; temp., 23°. A 3ʰ du soir, l'angle $\alpha = 130°$; après l'irritation, il devient 75°; diff. : 55°. J'enlève la moitié supérieure du renflement. A 8ʰ 15ᵐ, l'angle est 127°; après l'irritation, il devient 85°;
diff. : 42°.

Mais cette diminution s'explique aisément par l'absence du
ressort supérieur, qui n'ajoute plus son action à celle du poids des
folioles pour forcer le ressort inférieur à céder davantage.

Cette expérience nous montre que la modification apportée par
l'excitation de la partie inférieure du renflement suffit pour
obtenir un mouvement.

Mais nous pouvons prouver, en outre, que l'énergie du ressort
supérieur n'est pas changée par l'excitation. Pour cela, enlevons le
ressort inférieur : le pétiole tombera, et prendra une certaine
position d'équilibre. Celle-ci bien établie, après un repos d'une
journée, nous ne pourrons par aucun moyen obtenir de modifications dans la valeur de l'angle α, qui devrait évidemment diminuer
si le ressort supérieur augmentait de puissance lorsqu'il est irrité.

Il est donc démontré que le ressort supérieur n'est pour rien
dans la détermination du mouvement. Nous restons conséquem-
ment en présence des deux dernières hypothèses : le mouvement
est-il dû à un affaissement du ressort inférieur qui se laisse vaincre
par la pesanteur, ou à une contractilité propre à ce ressort?

Tout d'abord, il est facile de voir qu'on ne saurait considérer la
moitié inférieure du renflement comme une sorte de muscle
capable de rapprocher par sa contraction ses deux points d'attache.
En effet, des sections perpendiculaires à l'axe du renflement, sections
allant jusqu'au bois, n'empêchent nullement les mouvements provoqués. Il est même remarquable, pour le dire en passant, qu'elles
n'empêchent pas davantage les mouvements nocturnes.

Exemple :

2ʰ du matin, $\alpha = 160°$; 8ʰ, 130°; 10ʰ du soir, 90°; 1ʰ 30 du
matin, 110°; 5ʰ 45, 155°; 2ʰ 15 du soir, 130°.

Mais attaquons plus directement la question. Si l'inflexion du
pétiole a lieu par suite du poids des folioles qu'il ne peut plus
supporter, le changement d'angle consécutif à l'excitation devra
diminuer lorsqu'on enlève ces folioles; il devra, au contraire,

augmenter, si elle est due à une contraction s'opérant dans la moitié inférieure du renflement. Or, il diminue manifestement. Nous pouvons aller plus loin encore; et puisque l'action de la pesanteur complique notre étude, nous pouvons la supprimer. Sur un pétiole dont la moitié supérieure du renflement a été enlevée, coupons d'abord les pétioles secondaires et leurs lourdes folioles. La motilité du renflement persiste; mais l'angle qu'il décrit diminue. Couchons alors la plante, en telle sorte que le plan de mouvement du pétiole en expérience soit horizontal. Lorsque la Sensitive est reposée, mesurons avec soin l'angle α; puis irritons la partie inférieure, la seule conservée, du renflement : la valeur d'α ne change en rien.

Il n'existe donc pas, dans cette partie inférieure, de tissu contractile, car il eût agi pour diminuer l'angle α, entraînant facilement le faible poids du tronçon de pétiole. Et, cependant, le renflement inférieur est entré en action, puisque si nous relevons avec grande précaution la plante, nous voyons le pétiole s'incliner peu à peu, en signe de diminution de résistance du renflement inférieur.

J'ai à peine besoin de dire que ce sont là des expériences très délicates, et dans lesquelles les plus minutieuses précautions sont nécessaires.

Ainsi, le ressort inférieur a cette propriété de perdre par l'excitation directe ou propagée une partie de son énergie.

Le ressort supérieur, dont la texture histologique est la même que celle du ressort inférieur, jouirait-il, mais à moindre degré, bien entendu, de la même propriété? J'étais fort désireux de le démontrer, mais je n'ai pu le faire d'une manière nette. Les expériences que j'ai tentées pour y parvenir étaient identiques à celle qui vient d'être décrite; seulement, la plante avait dû être renversée, le pot en l'air. J'ai obtenu ainsi de très faibles changements d'angle, d'environ 5°, qui semblent indiquer une petite diminution dans l'énergie du ressort supérieur, à la suite de l'excitation. Mais je ne fais nulle difficulté d'avouer que ces expériences ne permettent pas une conclusion définitive. Ce qui reste seulement bien démontré, c'est que le ressort supérieur n'augmente pas de puissance par l'excitation, et que le changement d'angle tient exclusivement à la modification du ressort inférieur.

XII. — Étudions maintenant la manière dont les choses se passent pendant la modification lente désignée sous le nom d'*état nocturne* ou de *sommeil*.

Enlevons la partie supérieure d'un renflement pétiolaire. Nous verrons alors, comme l'ont vu d'autres auteurs, que le pétiole s'abaisse lors de l'établissement de l'état nocturne; mais ce qu'ils n'ont pas vu, c'est que, plus tard, il se relève plus haut que pendant le jour. Si même la plante en expérience était de celles qui, par suite de fatigue, n'abaissent pas leurs pétioles à l'entrée de la nuit, l'exhaussement a lieu d'emblée dans le pétiole blessé comme dans les autres.

Exemple :

22 sept.; partie supérieure du renflement enlevée. A 6^h du soir, l'angle est 105°; à 8^h, 138°; à 9^h 30, 148"; à minuit, 150°; à 5^h du matin (folioles ouvertes), 145°; à 8^h, 140"; à midi, 95°; à 4^h du soir, 125". Aux mêmes heures, la feuille n° 1 donnait les chiffres suivants : 125°, 135", 140", 170°, 153°, 130", 123", 125°.

Ainsi, le ressort inférieur peut diminuer, puis augmenter de force pendant l'état nocturne. Mais, pour le ressort supérieur, je l'ai toujours vu, dans cette circonstance, acquérir plus d'énergie. Cela peut être mis en évidence par des expériences analogues à celles que nous venons de rapporter. Enlevons la moitié inférieure du renflement : le pétiole tombe à un certain degré; or, à l'entrée de la nuit, nous le voyons s'incliner davantage encore.

Exemples :

8 sept.; 11^h 30 du matin. Angle avant irritation, 130; après, 90. J'enlève la moitié inférieure du renflement : l'angle tombe à 30°; à 11^h 15^m du soir, il est 20°; à 10^h, 8°.

18 sept. Moitié inférieure du renflement enlevée depuis quatre jours. Pétioles secondaires enlevés. A 6^h du soir, angle 40°; 8^h, 31°; 10^h, 30°; 1^h 20^m du matin, 22"; 5^h, 18°; 9^h 45^m, 18°; 3^h 45^m du soir, 50°; 9^h, 40°; 4^h du matin, 20°; 7^h 15^m, 20°; midi 45^m, 48°; 7^h du soir, 50°. Aux mêmes heures, une feuille intacte de la même plante donne les angles 127°, 147°, 125°, 85", 180°, 154°, 110°, 127°, 160°, 143°, 115°, 110°.

Ce dernier exemple est très intéressant, en ce qu'il nous montre le rôle de l'axe ligneux, qui fait effort pour ramener une position

moyenne; c'est à lui seul, en effet, qu'on peut attribuer le relèvement diurne de notre pétiole lorsque se relâche le ressort supérieur.

Fig. V.

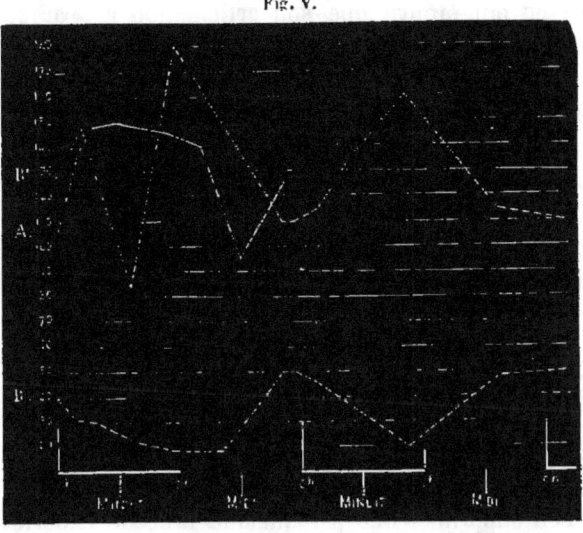

La fig. V traduit en graphique les chiffres que nous venons
d'indiquer. Le tracé A représente le mouvement d'un pétiole dont
le ressort supérieur venait d'être enlevé (Exp. du 22 sept.). Le
tracé B, celui d'un pétiole dont le ressort inférieur a été enlevé, et
le tracé B', celui d'une feuille intacte de la même plante (Exp. du
18 sept.).

XIII. — Ainsi, tandis que les mouvements consécutifs à une
excitation ont pour raison unique une diminution brusque d'énergie
dans la moitié inférieure du renflement, les mouvements nocturnes
sont toujours déterminés par une augmentation lente de la force
de la moitié supérieure, accompagnée d'une diminution d'abord,
puis d'une augmentation de puissance de la moitié inférieure.

Voici donc une différence originelle établie entre ces deux ordres
de mouvements, que leur ressemblance dans l'apparence extérieure
avait fait identifier par tous les auteurs. Brücke, le premier et le
seul, dans un travail dont je n'ai eu connaissance qu'après avoir
obtenu la plupart des résultats ci-dessus énoncés, a tenté de mon-
trer que ces deux états ne sont point identiques. Son procédé de
démonstration n'était pas des plus simples.

En premier lieu, il établissait qu'un pétiole est susceptible, par le retournement de la plante, racine en haut, de décrire, sous l'influence du poids des folioles, un plus grand angle après qu'avant l'irritation, ce qui prouve que son articulation a, par suite de cette irritation, perdu de sa raideur. Cherchant ensuite si, après l'établissement de l'état nocturne (où il ne voyait qu'un abaissement du pétiole), l'articulation de celui-ci présenterait la même laxité, il a trouvé qu'il n'en était rien, et que, dans l'état nocturne, le renflement n'est jamais moins, mais souvent plus tendu que pendant le jour. Son état est donc justement opposé de celui qu'il présente après l'irritation. Mais si je suis d'accord avec le physiologiste allemand sur ces faits, je diffère beaucoup de lui, comme on le verra plus loin, sur l'explication qu'il convient d'en donner.

Malgré les expériences de Brücke, malgré celles qui viennent d'être rapportées, des doutes pouvaient encore s'élever, ou du moins la question n'avait pas reçu une de ces solutions qui s'imposent clairement à l'esprit. Je me suis demandé s'il ne serait pas possible de séparer l'une de l'autre ces deux propriétés de la Sensitive, et d'en supprimer une par quelque procédé expérimental, en laissant l'autre complètement intacte. Après avoir essayé sans succès bien manifeste la chaleur, le froid, la fatigue, etc., j'eus recours à divers poisons, et l'éther me donna, plus complet que je ne l'eusse espéré, le résultat désiré. J'ai vu, en effet, des plantes insensibilisées par son influence exécuter tous les mouvements concomitants à l'état diurne et nocturne, sans nulle modification.

Exemple :

4 octobre. Journée chaude, Sensitive très excitable.

A 4 heures 45 minutes du soir (temp. 21°), je la place sous une cloche, à côté d'un petit vase où se trouve du coton imbibé d'éther. Les angles sont :

Feuille 1, 115°; 2, 103°; 3, 110°; 4, 110°.

A 8 heures, nul mouvement provocable dans les pétioles, même en coupant le pétiole 4.

A 10 heures, angles : F. 1, 120°; 2, 90°; 3, 55°; 4 (tronçon), 80°; 5, 65°.

A 4 heures du matin, folioles largement ouvertes; insensibilité partout (je lève la cloche pour mieux m'en assurer). Angles : F. 1

et 2 : gênées par la cloche dans leur érection; F. 3 et 4 : à la verticale; F. 5, 140°.

A 8 heures du matin, folioles largement ouvertes ; toujours insensibilité, aux folioles comme aux pétioles. Angles : F. 2, 150°; 3, 120°; 4, 135°; 5, 140°. J'enlève la cloche.

A 10 heures 45 minutes, la sensibilité est parfaitement revenue aux pétioles et aux folioles. La fig. VI représente les oscillations de la feuille n° 3.

Fig. VI.

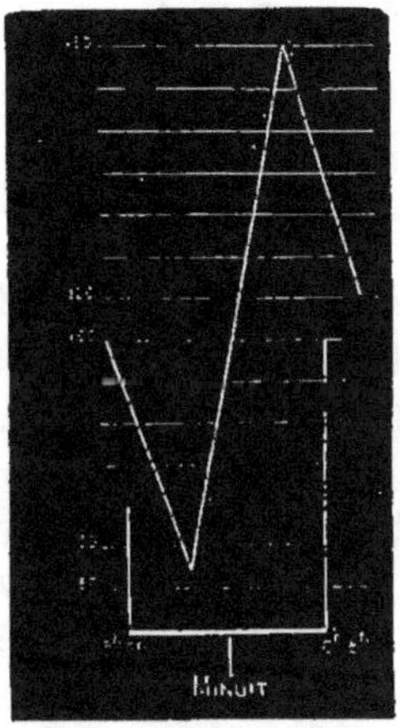

Ainsi, l'éther a supprimé les mouvements provocables, mais n'a en rien influé sur les mouvements quotidiens.

Ces expériences ne permettent aucune espèce de doute sur la légitimité de la distinction que nous avons établie entre les mouvements de l'état nocturne et ceux qui sont consécutifs à une excitation.

XIV. — Essayons maintenant de remonter aux phénomènes plus intimes dont ceux que nous venons de décrire sont la manifestation.

Dutrochet avait vu que des fragments d'un renflement pétiolaire, placés dans l'eau, se courbent en cercle sur leur côté intérieur. Brücke a repris et précisé ce fait. Répondant à une demande de J. Müller, il a montré que la torsion en dedans de la moitié d'un renflement, torsion qui s'exagère par l'immersion dans l'eau, a pour raison l'allongement des couches extérieures, et non le raccourcissement de la partie axile, qui ne paraît pas changer de longueur.

Je me suis fréquemment assuré de l'exactitude de ces observations. J'ai constaté que si l'on enlève des couches superficielles, elles se recourbent en dedans à l'air, mais en dehors dans l'eau; les couches profondes se recourbent en dehors à l'air, en dedans à l'eau, et cela quel que soit le côté du renflement auquel on a enlevé ces fragments, qu'il soit en état de repos ou en état d'abaissement après irritation. Une moitié tout entière de renflement se contourne comme les couches profondes. Au reste, le renflement moteur d'un acacia ordinaire *(Robinia pseudo-acacia)* se comporte de même. Bien plus, les mêmes effets se constatent sur les pétioles d'une plante morte.

Ces mouvements, dus aux phénomènes osmotiques des cellules du renflement, sont tout à fait comparables à ceux que présentent les différentes parties mobiles de la Sensitive lorsque survient l'état nocturne. On peut, sur la plante vivante ou même sur la plante morte, obtenir sur place des mouvements du même ordre par l'intervention de liquides endosmotiques ou exosmotiques.

Enlevons toute la moitié supérieure d'un renflement pétiolaire; l'équilibre rétabli, plaçons sur la plaie une gouttelette d'eau : aussitôt un mouvement énergique d'ascension se manifeste, et la gouttelette d'eau est entièrement absorbée par le tissu cellulaire de la partie inférieure du renflement. Si, au lieu d'eau pure, nous eussions placé de la glycérine, l'effet aurait été inverse, et le pétiole se serait abaissé. On peut même forcer un pétiole relevé par l'eau à revenir à son point primitif, en employant la glycérine. Il va sans dire que des faits analogues sont présentés par toutes les parties du renflement.

Les exemples suivants fixeront les idées à ce sujet :

9 sept. Ressort supérieur enlevé : équilibre établi à 110°. A 10^h 35^m, je place une goutte d'eau sur la surface de section : le pétiole s'élève, et à 11^h 15^m l'angle est 165°.

La puissance ascensionnelle acquise par le renflement inférieur par l'addition d'eau a pu être aisément mesurée :

10 sept. Ressort supérieur enlevé de l'avant-veille; pétiole un peu malade, insensible; angle 117. J'ajoute à l'extrémité du pétiole des poids susceptibles de le ramener à l'horizontale; ces poids sont 0^{g}90, au bout d'un bras de levier de 37^{mm}. De plus, les folioles et

pétioles secondaires pèsent 0^g47, qui agissent au bout d'un bras de levier de 62^{mm}. Cela représente, pour le ressort inférieur, qui n'a qu'un bras de levier de $2^{mm}5$, une force de 24^g70. J'ajoute alors une goutte d'eau à l'aisselle de la feuille ; le pétiole monte et atteint la verticale. Pour le ramener à l'horizontale, il faut ajouter aux poids précédemment employés 0^g21, qui représentent une augmentation de force de 3^g11, c'est-à-dire un huitième de la force primitive.

Un pétiole fait, après l'ablation de la partie supérieure du renflement, l'angle 100°. J'ajoute une goutte de glycérine sur la surface de section (10^h du matin). En 10^m, l'angle tombe à 50°. Le soir, à 6^h, il est à 180°. A 10^h du soir, 110° ; à 5^h 1/2 du matin, 150°.

Un pétiole presque insensible fait, après l'ablation de la partie supérieure du renflement, l'angle 85°. J'ajoute une goutte d'eau (10^h du matin), le pétiole s'élève et se fixe à 120°. J'essuie l'eau, et mets une goutte de glycérine : l'angle tombe à 60°. Le soir, à 6^h, il est remonté à 180°, et la feuille fait effort pour aller au-delà (elle déploie une force de 48^g). A 10^h, l'angle n'est plus que de 90° ; mais à 5^h 30^m du matin il est remonté à 155°.

La surélévation du pétiole, consécutive à la présence d'une goutte d'eau, n'empêche pas l'excitabilité du renflement. Il m'est maintes fois arrivé de voir un pétiole en voie d'élévation endosmotique, très rapide, tout à coup s'affaisser sous l'excitation de son propre mouvement, pour reprendre ensuite sa marche ascentionnelle.

Ainsi, pour moi, comme pour Brücke, les changements de formes caractéristiques du sommeil, qui sont de leur nature progressifs et lents, doivent être rapportés à l'augmentation de tension de toute la substance du renflement.

Dans les pétioles primaires, cette augmentation, au début de l'état nocturne, se fait surtout sentir dans la partie supérieure du renflement, et a pour conséquence l'abaissement du pétiole ; les positions différentes de celui-ci sont en rapport avec la prédominance plus ou moins marquée de telle ou telle partie du renflement. Dans les folioles, c'est toujours la partie inférieure du renflement qui l'emporte.

Maintenant, si l'on me demande d'où vient l'eau qui gonfle ainsi pendant la nuit les ressorts des renflements, j'avouerai très volontiers que je n'en sais rien. Cette imbibition est-elle en rapport avec la moindre évaporation constatée dans les feuilles à l'abri de la lumière? Je n'oserais l'affirmer. Il y a là toute une série d'expériences que je compte entreprendre dans la campagne prochaine. J'indiquerai seulement ce fait intéressant, que pour des feuilles coupées avec leur rameau dont l'extrémité plonge dans l'eau, la fermeture nocturne des folioles a lieu près d'une heure avant celle des feuilles en place.

XV. — Arrivons aux mouvements provoqués. Bien différents de ceux dont nous venons de nous occuper, ils sont brusques, rapides. Cela seul aurait dû suffire à faire rejeter l'explication que nous avons acceptée pour les phénomènes du sommeil. Ce ne peut être la perte d'eau qui laisse s'affaisser le ressort inférieur, car une semblable perte doit évidemment demander un temps notable pour s'exécuter. « La rapide expansion du tissu cellulaire, dit très juste-» ment J. Müller, n'est ni prouvée ni même probable; les cellules ne » peuvent point attirer avec assez de promptitude, à travers leurs » parois, les liquides nécessaires à leur expansion. » Le relèvement du pétiole, il est vrai, s'effectue assez lentement pour ne pas prêter à cette objection; mais celle-ci nous paraît victorieuse pour ce qui a rapport à la chute des pétioles ou au relèvement des folioles.

D'ailleurs, nous savons que l'éther peut isoler les mouvements nocturnes d'avec les mouvements provoqués; abolissant ceux-ci, laissant ceux-là intacts. Il y a là quelque chose de comparable à l'action du curare, qui dissocie la contractilité musculaire d'avec l'excitatricité nerveuse. Cette différence dans l'influence d'un poison dénote une différence fondamentale dans les propriétés qui donnent naissance aux deux ordres de phénomènes. De même, l'influence des anesthésiques, qui empêchent le relèvement des pétioles abaissés, comme leur abaissement lorsqu'ils sont relevés, indique l'identité de nature dans la raison première de ces deux mouvements inverses : il s'agit là d'une seule et même propriété de la variation d'énergie du ressort inférieur qui est paralysée par l'éther.

Nous n'admettrons donc pas, comme l'a fait Brücke, que la raison intime des mouvements provocables ou quotidiens est la même : la modification osmotique des différentes parties du ren-flement. Nous les séparerons, au contraire, en nous bornant à déclarer que le ressort inférieur perd de sa force par l'excitation, sans savoir en quoi consiste cette déperdition d'énergie, en affirmant seulement qu'elle n'a pas sa source dans des modifications hygrométriques. Quel rôle y joue la couche à méats inter-cellulaires remplis d'air? Quel rôle les gros globules inclus dans chaque cellule? Nous ne saurions actuellement le dire.

Il m'a été impossible, malgré mes efforts, de suivre au microscope les changements d'apparence du tissu cellulaire du renflement pendant le mouvement. Dans une tranche assez mince pour permettre une observation histologique, je ne suis jamais parvenu à exciter un mouvement. D'autres observateurs, et entr'autres Cohn, ont été plus habiles, je le sais. Je ne désespère donc point de voir par mes propres yeux. Mais je ferai remarquer que les plissements qu'ils ont signalés pendant le mouvement ne prouvent pas, comme on l'a cru, une contraction du tissu : tout raccourcissement, actif ou passif, pourra produire un semblable effet.

XVI. — Le point qui m'intéressait le plus dans l'étude des mouvements provoqués de la Sensitive était la comparaison tant de fois établie entre les phénomènes présentés par cette plante, et ceux que nous montrent les animaux. La Sensitive possède, en certaines de ses parties, l'*excitabilité;* d'autres parties *transmettent* l'excitation à des organes *moteurs,* lesquels sont eux-mêmes directement *irritables;* enfin, ces organes semblent être le siège d'*actes réflexes* qui ont pour résultat des mouvements en un point éloigné de celui qui a été impressionné ([1]).

Les prétendues actions réflexes sur lesquelles divers auteurs ont beaucoup insisté pour rapprocher la Sensitive des êtres animés, ne méritent nullement ce nom. Tout d'abord, elles sont exactement proportionnelles à l'intensité de l'excitation, et s'étendent plus ou moins loin, selon que celle-ci est plus ou moins énergique. En second lieu, elles sont dans un rapport de continuité avec la partie impressionnée : l'excitation d'une foliole, par exemple, est l'occasion de mouvements dans les autres folioles, à partir de celle que l'on a excitée. De plus, jamais elles ne concourent, comme les actes réflexes des animaux, en divers lieux de l'être, à une action d'ensemble; enfin, elles n'ont rien de véritablement réflexe, c'est à dire que jamais l'impression sensible n'est transmise à un centre d'où elle *se réfléchit* sur un organe moteur. Ce sont là des faits de

([1]) Voyez, à ce sujet, parmi les travaux récents, les *Recherches physiologiques et anatomiques sur le mouvement des végétaux,* de Le Clerc. Tours, 1861.

propagation dans l'excitation, propagation suivant une direction
unique ou suivant une direction multiple, bifurquée, pour ainsi
dire, selon la partie impressionnée et l'énergie de l'excitation.

La propriété de l'organe moteur, dirons-nous en continuant le
parallèle, est fort différente de la contractilité musculaire, puis-
qu'elle se manifeste, non par un raccourcissement actif, mais par
une diminution d'énergie dans un ressort bandé. Il nous reste
donc l'impressionnabilité et la transmissibilité. La première de ces
propriétés paraît n'appartenir qu'aux éléments cellulaires doués de
motricité et aux éléments vasculaires doués de transmissibilité.
Ceci constitue un rapprochement remarquable au point de vue des
propriétés élémentaires entre la plante et l'animal, car, chez
celui-ci, on n'obtient de mouvement qu'en excitant directement le
muscle ou en irritant soit un nerf, soit une terminaison nerveuse.
Mais, pour établir les éléments d'une comparaison au point de vue
fonctionnel, comme on l'a si souvent tenté, il faudrait supposer
un nerf recueillant les excitations, et les portant directement à un
muscle sans passer par un centre nerveux; puis communiquant
son ébranlement à d'autres nerfs semblables, et simplement juxta-
posés, qui iraient commander des mouvements plus éloignés. C'est
là un mode de relations élémentaires inconnu dans le Règne
animal.

L'action des anesthésiques, à laquelle quelques physiologistes
ont attaché beaucoup d'importance au point de vue qui nous
occupe, éloigne la Sensitive des animaux au lieu de la rapprocher
d'eux. Comment, en effet, agit l'éther sur les animaux? En modifiant, à la suite de l'absorption, les centres nerveux, dont il sup-
prime l'impressionnabilité sensitive, ou en modifiant, par contact
direct, les extrémités périphériques des nerfs sensibles, auxquels il
enlève leur impressionnabilité. Mais la contractilité musculaire
reste parfaitement intacte, et aussi la conductibilité nerveuse; la
conséquence de ces influences est le sommeil, l'état de repos
complet de l'animal. Au contraire, l'éther, mis en rapport avec
une Sensitive entière, la frappe d'immobilité dans la situation où
il l'a trouvée. Si elle est en repos, il détruit momentanément et
l'excitabilité et la motricité de ses renflements; il attaque de même
la propriété de transmission des faisceaux fibro-vasculaires, qu'on
peut impunément couper, dans les pétioles secondaires d'une feuille

éthérisée après isolement, sans obtenir de mouvements dans les
feuilles voisines. Ce sont autant de différences avec ce qui se passe
chez les animaux. Il faut noter, cependant, que les cils vibratiles
des animaux sont immobilisés par l'éther de la même manière que
les renflements moteurs de la Sensitive.

Nous voyons, en définitive, que la seule analogie importante
que présente la Sensitive avec les animaux, quant aux actes qui
nous occupent, consiste dans les propriétés des nerfs d'une part,
des faisceaux fibro-vasculaires (et probablement des vaisseaux
seuls) d'autre part, d'être impressionnables, de transmettre l'impression reçue et d'exciter le mouvement.

XVII. — Nous résumons les résultats qui nous paraissent les
plus intéressants dans ce travail par les propositions suivantes :

1°. — Les pétioles primaires de la Sensitive, après s'être abaissés
dans les premières heures de la nuit, se relèvent avant le jour
bien au dessus du niveau qu'ils conserveront pendant la période
diurne : celle-ci étant, contrairement à ce qu'on enseigne d'ordinaire, caractérisée plutôt par l'abaissement que par l'élévation des
pétioles primaires.

2°. — Les renflements moteurs situés à la base des pétioles et
des folioles peuvent être considérés comme composés de ressorts
faisant effort pour pousser la partie qu'ils meuvent du côté opposé
à celui qu'ils occupent (Lindsay, Dutrochet.....). Dans les pétioles
primaires, la valeur du ressort supérieur est à celle du ressort
inférieur, dans l'état diurne, environ comme 1 est à 3.

3°. — Le mouvement provoqué a lieu par suite d'une perte
d'énergie de l'un des ressorts, celle du ressort antagoniste n'étant
nullement augmentée, et peut-être même un peu diminuée.

4°. — Il n'existe aucun tissu contractile déterminant le mouvement provoqué.

5°. — Les mouvements nocturnes ont lieu par suite d'une augmentation de tension des renflements moteurs. Dans les pétioles
primaires, le ressort supérieur augmente d'énergie pendant la nuit ;
le ressort inférieur, après avoir un peu diminué, augmente aussi
consécutivement : de la puissance réciproque de ces ressorts
dépend la position du pétiole aux divers instants de la nuit.

6°. — Les mouvements rapides provoqués par une excitation et
les mouvements lents spontanés, qui constituent l'oscillation quo-

tidienne, sont donc des phénomènes d'ordre tout à fait différent. L'éther les sépare les uns des autres, abolissant les mouvements provocables, respectant les mouvements spontanés.

7º. — Ceux-ci reconnaissent pour phénomène antérieur une modification dans l'afflux du liquide que contient le parenchyme des renflements. Les autres n'ont pu être encore rapportés à une cause prochaine.

8º. — La Sensitive se rapproche des êtres animés par la présence d'éléments qui transmettent les excitations et déterminent les mouvements (transmissibilité, excitatricité motrice), et par ce fait que l'excitabilité n'appartient chez elle qu'aux éléments doués de motricité ou de transmissibilité.

9º. — Elle s'en éloigne par l'absence d'éléments contractiles, et par les rapports anatomiques et fonctionnels directs qu'affectent ses éléments excitables, transmetteurs et excitateurs, avec ses éléments moteurs.

Bordeaux, avril 1867.

Bordeaux. — Imp. G. Gounouilhou, rue Guiraude, 11.

BORDEAUX, IMPRIMERIE G. GOUNOUILHOU, 11, RUE GUIRAUDE.

www.ingramcontent.com/pod-product-compliance
Lightning Source LLC
Chambersburg PA
CBHW060846180626
46818CB00004B/1614